AF495351

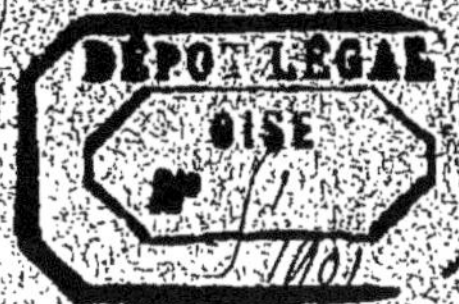

Dr DAGRON

Chargé du service de massothérapie
dans les salles
de M. Just Lucas-Championnière
à l'Hôtel-Dieu

MOBILISATION PRÉCOCE

DANS LA

PHLÉBITE

CLERMONT (OISE)
IMPRIMERIE DAIX FRÈRES
3, PLACE SAINT-ANDRÉ, 3

1900

MOBILISATION PRÉCOCE

DANS LA

PHLÉBITE

PAR

Le Docteur DAGRON

Chargé du service de massothérapie dans les salles de M. Just Lucas-Championnière à l'Hôtel-Dieu.

I

Le massage est devenu un chapitre important de la thérapeutique ; mais si aujourd'hui on l'a fait passer dans le domaine de l'expérience scientifique, il a subi cette transformation en se dépouillant peu à peu de ces préjugés plus ou moins grossiers qui hier encore lui donnaient des allures mystérieuses et encourageaient certains empiriques à pratiquer des manœuvres qu'ils disaient personnelles et secrètes à l'instar des rebouteurs des campagnes.

Peu à peu se découvrent les indications, les contre-indications du massage. Ah ! certes, les limites ne sont pas encore précises pour tous : comme pour ces vastes territoires contestés des pays tropicaux, il faudra borner un jour après avoir défriché. Nous commençons un peu à nous débarrasser de l'importance apportée aux passes de toutes sortes, on n'en invente plus ; on commence à reconnaître que la meilleure position de la main est la plus commode, que la meilleure manœuvre est celle qui obtient le mieux son but et qu'il y a là une indication qui varie suivant l'état des tissus sous-jacents, suivant leur constitution, suivant leur fonction. Peu à peu, on a vu que, dans le massage, celui-ci est peu de chose comparé à la mobilisation qu'il doit faciliter, et nous arrivons ainsi à nous présenter notre science du massage comme une science de mobilisation bien raisonnée.

La mobilisation conserve la fonction d'une articulation pendant que les tissus voisins contusionnés par le traumatisme résorbent leurs exsudats et réparent les dégâts. Le massage sans mobilisation ferait bien peu de chose ; la mobilisation sans massage serait désagréable, gênée, moins efficace, mais arriverait au but. C'est le traitement naturel du traumatisme par excellence, c'est l'animal sauvage guérissant plus ou moins sa fracture du fémur, avec des déformations quelquefois considérables, mais avec conservation de la fonction de locomotion.

Or, la mobilisation est appelée à remplacer..... l'immobilisation à outrance. Longtemps on s'est bercé de ce principe que la réparation des tissus demandait le repos absolu. On immobilisa pour les fractures, les entorses, les luxations, les arthrites, les ruptures musculaires, etc.., jusqu'au jour où on constata que les lésions articulaires immobilisées longtemps se compliquaient, entre autres ennuis, de l'ankylose de la jointure. On emprunta la pratique des empiriques, on massa, ou plutôt on frotta le pourtour de l'article, et surtout on n'immobilisa pas : la mobilisation dans les entorses, luxations, fractures, ruptures musculaires, était bientôt essayée de tous côtés, en général avec assez de satisfaction.

L'immobilisation perd peu à peu du terrain ; on sait qu'elle engendre la raideur, l'ankylose, la paresse musculaire et l'atrophie ; on la repousse, mollement, il est vrai, car l'appareil plâtré a encore ses commodités pour celui qui est peu convaincu ; mais rationnellement on le repousse.

Quand l'antisepsie fut trouvée et démontrée, on put concevoir l'intervention chirurgicale sans crainte d'accident septique, et l'opération courante donna des succès continuels ; ces succès encouragèrent le chirurgien à tenter l'opération mal réputée, et bientôt il s'attaqua au péritoine, au tube intestinal, à l'estomac, au foie, au cerveau, aux poumons, au cœur même. Ne pouvons-nous, de même, généraliser la mobilisation ? La mobilisation raisonnée ne doit-elle s'attaquer ailleurs qu'aux lésions traumatiques et de l'appareil locomoteur ? Ne pouvons-nous pas concevoir que si la mobilisation est utile pour la réparation des tissus dans de bonnes conditions après contusion, elle le sera aussi après inflammation ? Dans un autre ordre d'idée, puisque l'immobilisation était conseillée autrefois dans nombre d'affections nullement consécutive aux traumatismes, que ses résultats étaient défectueux, ne pouvons-nous pas supposer que là encore, comme dans les traumatismes, la mobilisation la remplacerait avantageusement ?

Dans le service de M. Championnière, à l'Hôtel-Dieu, nous avons soin de surveiller le plus tôt possible, le premier jour, la mobilisation des doigts et du poignet de nos phlegmons de la main et de l'avant-bras, de nos brûlures des doigts et de la main, de nos plaies tendineuses. Ce n'est pas la suppuration, ce n'est pas un point de suture qui nous gêne ; nous n'avons plus les préjugés anciens de ce côté. Nous mobilisons (oh ! naturellement sans brutalisation, limités toujours par la douleur, le plus doucement possible) les muscles, la ou les jointures intéressées, au moment du pansement quand il y a une suppuration abondante, ou quand le pansement est trop volumineux. Que d'infirmités bien gênantes on eût dû éviter à des malades qui ont perdu l'usage de leur main pour des lésions qui, aujourd'hui, n'entraînent qu'une raideur passagère !

C'est en voyant les résultats pitoyables des phlébites depuis les raideurs simples, les fatigues, les paresses musculaires, jusqu'à l'atrophie, la paralysie, l'ankylose, les œdèmes et les hydropisies diverses que l'idée me vint de diriger mes recherches vers les rapports de cette maladie avec la mobilisation.

II

J'eus d'abord quelques constatations à faire : je les signale. Cette maladie est considérée par le public encore plus que par les médecins comme une affection à pronostic essentiellement sombre. Dès que le malade ou famille du malade ont entendu parler de ce mot, immédiatement l'alarme est donnée et le malade devient moribond. On a certes bien agi en communiquant la crainte de l'embolie comme complication de la phlegmatia. Le résultat immédiat est le suivant : le médecin trouve un malade docile qui va obéir à la lettre à toutes ses prescriptions. Il est évident qu'on obéit toujours dans la mesure du possible : il ne suffit pas d'ordonner de nos meilleurs crûs, de l'excellente viande grillée, de la volaille, à un indigent : il faudrait les lui donner charitablement, si on voulait le tonifier par la bonne chair pendant une longue convalescence. Ordonner le décubitus dorsal absolu à une ouvrière est possible, si la malade a son billet d'hôpital, mais la modeste employée, la petite rentière, la ménagère n'admettront pas sans se défendre la rigueur de l'ordonnance.

Toutefois, au début, dans la crainte de l'embolie, beaucoup acceptent l'universel traitement : l'immobilisation. On prétendait, on prétend encore que c'est un excellent moyen pour permettre et aider la réparation, tout en évitant la production de l'embolie. Et alors, suivant le nombre de poussées récidivantes, suivant les désirs de grande prévoyance de la patiente, suivant son état social, elle reste trois, quatre, six mois, alitée, dans l'angoisse morale de la possibilité de cette complication brutale, dans la torture physique du besoin non satisfait de mobilisation.

Et encore ! Est-elle indemne cette malade si docile ? Non : au 7e mois, nous disent des observations précises, jugeant que l'adhérence du caillot était suffisante, on pensa faire manger la malade dans son lit : pour la première fois elle devait s'asseoir, prélude d'un prochain lever ; elle s'appuya sur ses deux poignets pour se relever dans son lit, elle courba le corps, puis rejeta brusquement la tête en arrière, le facies décoloré, les yeux immobiles, la phlébitique mourait subitement d'embolie.....

On peut donc en conclure que l'immobilisation prolongée ne prémunit pas contre l'embolie ; on ajoutera que le temps était insuffisant ; soit, mais sera-t-il jamais suffisant ? La meilleure déduction sera plutôt contraire à ce traitement qui ne donne pas l'immunité et au prix de quels ennuis ! Il faut voir une série de convalescents de phlébite, traités par ce procédé barbare de la longue immobilisation pour comprendre la nocivité d'une semblable méthode. Il est bien évident que tous n'ont pas de troubles graves de la locomotion ; mais sans prendre les cas extrêmes, le plus commun consiste en raideur ou ankylose partielle des articulations, paresse et atrophie des muscles qui les meuvent, c'est-à-dire en impotence fonctionnelle qu'on améliorera toujours, mais qu'on guérira incomplètement et souvent au prix d'une grande persévérance et de pénibles douleurs. En plus des troubles de la locomotion, il faut signaler les défauts de la circulation se traduisant par un œdème parfois volumineux et alors fort gênant ; il faut signaler les troubles de nutrition, désordres cutanés, troubles de la sensibilité, etc., surtout importants si la malade n'a pas atteint son complet développement.

Parmi mes observations de longue immobilisation, qu'il me soit permis de citer un vieillard, ancien magistrat, esprit cultivé qui demandait mon concours pour pouvoir de nouveau tenir un porte-plume. Un de nos jeunes maîtres, suivant les errements passés, immobilisa successivement pendant plusieurs mois le membre inférieur droit, puis gauche de cet homme encore très actif avant son inoculation. Un an après, notre patient commençait à mobiliser tout le segment inférieur de son corps, et se tenait sur ses jambes, lorsqu'une nouvelle phlébite de la veine axillaire ou sous-clavière, fut pour son médecin l'occasion d'une nouvelle immobilsation du membre supérieur droit pendant six longs mois. Malgré des saisons à Bagnols, une mobilisation personnelle de ses jambes, la locomotion est très défectueuse, quoiqu'elle suffise au malade complaisant qui sautille, le corps courbé. Mais le bras, l'avant-bras, la main et les doigts ne présentaient aucun mouvement quand il vint me voir..... *aucun*. Le moindre mouvement passif était intolérable. La crainte de l'embolie était encore telle que le malade ne me permit pas de toucher son bras : le coude exclusivement fut la limite. Je ne veux pas entrer dans les détails, mais c'est au prix d'un courage au-dessus de toute expression que ce pauvre estropié venait chaque jour réclamer mon assistance pour lui permettre de tenir un porte-plume et d'écrire.

Il est certain que c'est un cas extrême, mais il ne faut pas croire que c'est l'exception et, comme j'interroge beaucoup d'anciennes parturientes, je finis par conclure que la phlébite est décidément une maladie trop fréquente et que notre traitement bien cruel fait passer de longs mois au lit des femmes qui préféreraient soit s'occuper de leur ménage, je parle des plus modestes, soit vivre comme leurs semblables, pour être plus général.

Il est d'autres remarques à faire quand on étudie l'état actuel et pratique de la question. Si nous considérons des feuilles de température de ces malades bien soignés et prudents, nous y trouvons de temps en temps des poussées variables d'intensité durant trois ou quatre jours : l'interrogatoire nous signale à ce moment parfois de la douleur et naturellement un état général infectieux (malaises, sueurs, inappétence, etc.). Conclusion : ces malades ont fait des poussées phlébitiques nouvelles, autre infection par voisinage sans doute. On comprend que chez des malades dont on ne prend plus la température depuis quelque temps, si on fait coïncider le lever avec une nouvelle phlébite, la coudure des veines et par conséquent du caillot se fera au moment où il est presque exclusivement cruorique et sans adhérence à la paroi ; il se rompra et le fragment mobile viendra s'arrêter dans une ramification très importante de l'artère pulmonaire : la mort sera immédiate.

Si on voulait être rationnel dans le traitement de la phlébite par immobilisation, il faudrait attendre la fin du sixième mois révolu après la dernière poussée fébrile : ce moment viendrait-il jamais ? J'en doute, et on verrait alors le malade se cachectiser peu à peu en assistant à l'inflammation successive de tout son arbre veineux. Heureusement pour les malades, le médecin n'est pas méthodique ; il ne fait pas lever sa malade un mois après sa première phlébite, mais il le fait lever quinze jours après sa cinquième ou sixième : on peut se demander déjà pourquoi ne pas diminuer cette longue période d'attente ?

Nous pouvons encore remarquer que cette complication de l'accouchement ne vient pas immédiatement après ; c'est vers la fin de la 2e semaine que les phénomènes d'inoculation se produisent. Est-ce qu'il est utile de relever le moment pour l'inoculation seule ? je pense que ces occasions d'inoculation sont à peu près identiques du 1er au 14e jour, tandis que le bouillon de culture a bien changé. Après l'accouchement la circulation veineuse est bonne, l'action des muscles des jambes se faisait encore sentir la veille ; mais quand la paturiente est restée 15 jours immobile dans son lit la circulation veineuse n'est plus aidée par la contraction musculaire, les hypostases se produisent, le sang veineux stagne dans les veines ; les vestiges des sinus péri-utérins forment dans le bassin un lac de sang veineux dont la circulation est défectueuse. Le microbe n'a qu'à paraître ; son bouillon de culture l'attend. Si la femme est variqueuse ses malchances sont décuplées. Nous en concluons que la phlébite ne demande qu'à s'installer dans toute veine dont la circulation est insuffisante, et que chez la paturiente l'immobilisation favorise cette mauvaise circulation déjà défectueuse par la présence des lacs sanguins du petit bassin.

Les soins hygiéniques sont meilleurs dans les classes aisées que chez les nécessiteux : cependant, la phlébite est très fréquente, sinon aussi fréquente, chez la femme qui est accouchée par un médecin. C'est qu'il est aidé par la même sage-femme qui accouche dans les faubourgs, a-t-on dit ; c'est peut-être exact. Disons surtout qu'au point de vue antiseptique, une main simplement propre est aussi dangereuse que celle de la ménagère. Celle ci se méfie de sa main et ne touche rien ! la première se fie à sa propreté et devient téméraire. Quoi qu'il en soit, la phlébite est assez justement rétribuée ; en revanche, sa terrible complication s'adresse plutôt à celle qui abuse de son lit. On voit en effet dans les observations diverses qu'il s'agit de malades de la ville qui ont pu demeurer des mois dans un lit pour se soigner ou bien des malades d'hôpital, traitées par les mêmes maîtres qui soignent les patriciennes et qui peuvent confier leur far-niente aux rentes de l'Assistance publique.

Pour rechercher si la population active des ménagères, employées, ouvrières, petites rentières, payait son tribut à l'embolie, je me suis adressé à ceux qui les soignent, les sages-femmes, les médecins des faubourgs et les médecins de la campagne. Ils ne connaissent pas cette complication ; ai-je eu devant moi des praticiens très heureux ? Sont-ils de mauvaise foi ? Je pourrais le croire, si ce n'était pas un nombre aussi respectable que leur personnalité que j'avais consulté. Je ne veux pas dire qu'ils n'en ont pas eu connaissance, mais aucun de ces praticiens n'a eu l'émotion de perdre une malade dans de semblables conditions.

Or, quelle est donc leur ligne de conduite ? Sont-ils donc des révoltés ? Les sages-femmes ont-elles déjà oublié les prudentes leçons de la Maternité ? Les médecins ont-ils rompu quelques bancs en faveur de la mobilisation ? Non pas. Voici le programme. La ménagère est accouchée chez elle par la sage-femme, ou le médecin : mettons que toute infection primitive est évitée. Au 12e jour, elle est prise de frissons ; la sage-femme ou le médecin viennent et constatent de la fièvre et au besoin diagnostiquent une phlegmatia. Tous deux font la leçon à l'entourage, font le récit dramatique de l'embolie et mettent le membre inférieur atteint dans l'ouate ou même dans une gouttière. Sous l'influence de la fièvre et d'un traitement suivi, poursuivi par ses craintes, le malade ne bouge pas pendant la première semaine.

Quand la seconde semaine, la douleur et le malaise ont disparu, la malade, récemment accouchée, allaite son enfant, elle se retourne à droite, à gauche, commence à remuer les jambes. Elle n'a personne pour l'aider : le mari travaille, la voisine veut bien lui prêter assistance pendant quelques jours, mais elle ne vient plus avec autant de zèle dès qu'elle voit que la malade mange de bon appétit. C'est bien désagréable de se servir du bassin : on se lève un beau jour, oh ! avec crainte.... Tiens ! la mort n'est pas survenue. Alors on se meut davantage on s'assied dans son lit. Le décubitus devient si sommaire à la troisième ou quatrième semaine que la malade décide de reprendre sa place à la tête du ménage et malgré l'œdème des jambes, elle fait la cuisine. Le mari, satisfait d'un meilleur confortable, n'a pas le courage de conseiller la prudence et pendant que docteur et sage-femme ont usé d'éloquentes paroles pour ordonner deux ou trois mois de séjour au lit, à la quatrième semaine la phlébitique est guérie de sa phlébite et de toute raideur qu'elle eût dû avoir et qu'elle n'a pas eu en dépit de la Faculté.

En campagne, le tableau est le même, que dis-je ? bien plus radical. Le dernier praticien interrogé qui exerce depuis 20 ans en Normandie n'a jamais ouï parler dans son canton d'embolie compliquant une phlébite ; il se contente de conseiller le repos le plus longtemps possible : il peut obtenir huit à quinze jours au plus, m'a-t-il affirmé.

Est-il besoin, en face, de faire le tableau de la phlébite dans un milieu aisé ! Entourée de plusieurs aides, grâce à elles pour beaucoup de cas, la femme qui peut se soigner avec luxe, s'infecte aussi lorsque les soins antiseptiques commencent à être négligés, et lorsque les vaisseaux du bassin jouissent d'une mauvaise circulation. C'est le frisson, la fièvre. Ici la température est prise avec soin, et on trouve 39° ou 39°5 le premier jour ; cette température avec rémission matinale décroît chaque jour, et au 5e ou 6e jour, nous sommes à la normale, sinon une complication ou une récidive est venue se surajouter. Les soins sont minutieux ; c'est l'immobilisation avec gouttière, ouate et bande peu serrée, et cette immobilisation sera surveillée et exigée par tout l'entourage, qui usera de son appui moral pour aider le médecin à l'obtenir pendant une longue durée ; la patiente se plaindra, suppliera qu'on lui permette de se retourner, de s'asseoir. Mari, mère, sœur, frères, amies, viendront de leur côté supplier la malheureuse de continuer encore longtemps ce supplice et grâce à cette éloquence familiale et cette persuasion de l'amitié, la phlébitique aisée ne bouge pas de son lit pendant deux ou trois mois. On a pris longtemps la température, on ne la prend plus, parce que, pendant trois semaines, le thermomètre sous l'aisselle a marqué 36° 5. De temps en temps, il y a bien eu quelques maux de tête, quelques inappétences ; mais comme les symptômes généraux n'étaient pas doublés de troubles locaux vers la racine de la cuisse, on n'a même pas pensé que ce pouvait être une petite récidive. Heureusement il n'y a aucune complication grave quand on a levé la malade vers le 4e mois. Un jour, vers le 3e mois, elle avait bien essayé de se lever, en cachette, pour voir si tout ce que l'on disait était vrai ; si ses jambes seraient douloureuses, gonflées, impotentes : mais cette tentative n'avait pas réussi, et cela se comprend ; les jambes étaient lourdes, et pour quelques minutes de station verticale le pied et la jambe avaient acquis des dimensions considérables qui avaient inquiété la malade au point qu'elle se remettait entièrement entre les mains de son médecin. Ah ! si elle avait eu l'idée de faire cette tentative quelques jours après la période fébrile, comme la ménagère de tout à l'heure, elle se fût levée alors qu'elle n'avait encore aucune raideur....... Mais maintenant, il est trop tard.......

Je donne ainsi un tableau général, mais il est quelques différences : quelques esprits, plus modernes, n'immobilisent pas si longtemps ; d'autres, plus craintifs, laissent les membres malades pendant des laps de temps de durée inconcevable ; et on trouve même des malades qui surenchérissent et par excès de prudence ajoutent encore un mois.

Telles sont les quelques remarques cliniques que j'ai faites avant de me donner une méthode de traitement par la mobilisation. J'ai donc remarqué que l'immobilisation était toujours défectueuse, et que là où elle avait été négligée, les malades n'avaient eu qu'à se louer de cette négligence.

III

Quand il s'agit d'appliquer les principes d'une méthode, on ne rencontre pas aisément le sujet qui se prêtera à un nouveau mode de traitement, et il répugne souvent de se servir de notre semblable, comme d'un ballon de laboratoire. J'ai éprouvé, au début de l'application de la mobilisation précoce dans le massage, quelques craintes, non pas que je pratiquasse en expérience aveugle, mais parce que la complication redoutée pouvait se produire soit en dehors de mes pratiques, soit pendant ma mobilisation, soit sous son influence, et cette complication, c'était la mort sous mes yeux.

Je me proposai donc au début de pratiquer la mobilisation précoce chez des malades qui me forceraient pour ainsi dire la main. Heureusement, parmi les phlébitiques, il existe un groupe nombreux d'incrédules, ignorants, ou sceptiques, qui sourient à l'histoire de l'embolie. Le traitement le plus rationnel a ses détracteurs : n'a-t-on pas fondé des ligues contre la vaccination ?

Je trouvai des indociles qui remuaient dans leur lit, sitôt

que le médecin était parti ; je trouvai des sceptiques qui discutaient et prétendaient que toutes précautions étaient inutiles. Tout en flattant leur idée, je réglementais leur mobilisation, et je pus bientôt appliquer depuis le début de la maladie mes données théoriques.

Ma première malade fut une jeune accouchée, âgée de 23 ans, infectée au 15e jour après l'accouchement. Ne pouvant nourrir son petit garçon, elle se levait quelquefois pour surveiller la stérilisation du lait, pour le donner à l'enfant la nuit, pour lui donner son bain. Elle eut un léger frisson, de la température (39°). On m'appella le premier jour. Je pus la suivre, l'immobiliser sans excès pendant son état fébrile, puis commencer à la mobiliser dès la fin de la première semaine ; ce fut une lutte pour l'empêcher de poser le pied à terre avant les 25 jours que je demandais. Elle marcha au bout du mois : je ne garantis même pas, qu'en cachette elle ne devançât mes indications.

Je ne trouvai pas que des accouchées, j'eus à soigner des hommes atteints de phlébite simple, ou de phlébites doubles, consécutives à des infections diverses (furonculose, abcès du foie, etc.) qui assimilaient leur phlébite à une des localisations antérieures de leur infection, et n'acceptaient pas de prolonger les soins en dehors des états fébriles : je trouvai souvent des malades qui avaient commencé mon traitement en exécutant dans leur lit la mobilisation des membres inférieurs, que je recommande de pratiquer le plus tôt possible.

Je fus quelquefois appelé par des sages-femmes prudentes, qui me faisaient venir pour que mon autorité doctorale calmât l'essor de leurs malades incrédules : je devais leur expliquer la gravité de leur état, leur parler de l'embolie, et même faire rentrer en gouttière de fil de fer un membre inférieur rebelle qu'on y avait installé depuis une quinzaine. Dans les premiers temps je luttais contre la malade, mais bientôt je devenais son complice, et je rattrapai de mon mieux le temps perdu.

Ces débuts me donnèrent pleine confiance ; je ne constatai jamais d'accidents naturellement, mais je ne retrouvai plus de récidive dans cette affection lorsque la malade avait été mobilisée rapidement. Il m'arriva de voir des phlébitiques avec plusieurs poussées fébriles, être mobilisées après la dernière poussée, et ne plus en avoir depuis. Je dirai, toutefois, que ce cas m'est arrivé trois fois seulement, et que je laissai plus longtemps au lit ma malade, craignant qu'une récidive insidieuse presque apyrétique, échappant à nos sens en un mot, ne se produisît et se révélât par sa complication, lorsqu'on commencerait à faire lever la malade guérie de sa poussée antérieure. Il en est de ces malades qui ont eu plusieurs phlébites et qu'on traite par la mobilisation précoce comme de ces fracturés qu'on traite par le massage après avoir appliqué pendant un mois un appareil plâtré : il est certain qu'il est bon de mobiliser ce bi, tri, quadri phlébitique et de masser ce membre consolidé, mais enraidi ; mais ces interventions à longue échéance n'ont pas la valeur du massage pratiqué sur une fracture du péroné datant du jour même, ou de la mobilisation d'un membre inférieur chez une femme atteinte de phlébite et qu'on voit chaque jour depuis son accouchement. Et, dans l'espèce, je ne sais même pas si la prudence ne demanderait pas d'éviter la mobilisation pendant au moins une bonne quinzaine pour être certain qu'il ne s'installe pas un quatrième ou un cinquième foyer.

Parmi mes observations je dois en signaler une surtout : il s'agit de moi-même. Devant ouvrir un abcès, je me tenais assis près du lit du patient ; en passant mon bistouri dans la flamme à alcool, qu'on me tendait, je le laissai tomber et il vint se piquer dans ma cuisse à travers mon pantalon ; j'eus une petite hémorrhagie veineuse : je n'attachai pas d'importance au fait, mais deux jours après il se déclara une douleur le long de ma saphène accessoire, douleur qui s'arrêtait au triangle de Scarpa ; quelques jours après, toute ma saphène interne était douloureuse. J'eus une poussée fébrile, de l'œdème de la jambe. — Je demeurai au lit, ou assis sur un fauteuil sans trop bouger pendant trois jours ; j'ouvris un petit abcès phlébitique à l'endroit de la piqûre, je le drainai et le pansai. Au quatrième jour, je n'avais plus de fièvre, ma saphène interne était encore grosse, mais indolore : l'œdème persistait. Je commençai à mobiliser ma jambe davantage et au sixième jour je reprenais mes occupations, en évitant de marcher et de monter des étages. L'œdème disparut le jour même où je commençai à marcher. L'importance de la mobilisation est si grande pour la circulation que j'ai constaté souvent ce dernier fait. Je l'ai observé d'une façon bien instructive chez un récent malade. Il avait été pour une phlébite double allongé dans une gouttière de Bonnet : dans cet appareil, il n'y avait aucun mouvement des muscles des deux jambes : quand on le sortit de sa gouttière il exécuta, malgré l'avis de son médecin, quelques mouvements de jambe ; le soir l'œdème avait disparu ; il ne s'est reproduit que le soir du jour où on le leva pendant plusieurs heures, pour redisparaître le lendemain matin.

Aujourd'hui les bienfaits de la mobilisation et du massage sont plus connus, et on peut sans crainte offrir cette méthode de traitement, bien que le préjugé des manœuvres brutales soit encore bien répandu. Pour beaucoup le massage signifie le foulage, le pétrissage, alors que, plus nous allons, et plus nous constatons que les manœuvres de massage doivent toujours être douces pour être essentiellement efficaces ; surtout si elles s'adressent à des tissus malades. Malgré cette crainte du début, les malades acceptent volontiers le traitement de leur phlébite par la mobilisation avec ou sans massage.

IV

Il est inutile de revenir sur les symptômes de la phlébite ; ils sont bien connus et leur description est traitée supérieurement dans nos divers livres de pathologie. Toutefois, il est un symptôme qui a une importance capitale pour la méthode de thérapeutique que je présente ; c'est l'examen de la température, l'étude des symptômes généraux. Les symptômes locaux sont bien variables ; il est des malades qui conservent très longtemps des veines tuméfiées, d'autres n'ont jamais eu de cordons indurés ou tout au moins ils étaient trop profonds pour qu'on les sente ; les unes ont eu de l'œdème blanc, d'autres n'ont presque pas eu d'œdème.

Quand une accouchée est suivie soigneusement, sa température doit être prise chaque soir jusqu'au jour où elle vaque à ses occupations. Avec ou sans malaise, la température monte un soir vers 38°5 ou 39°. Elle baisse un peu le lendemain et persiste ainsi pendant trois ou quatre jours, puis elle reste à 37° environ.

Il est intéressant de savoir si cette courbe de température ne coïncide pas avec nos données anatomiques. Nous savons que, quand le caillot cruorique jusqu'à la première grosse collatérale adhère à la paroi, il n'y a plus de crainte d'embolie.

La température marche précisément avec ces lésions vasculaires. C'est au début de la fièvre que la veine est inoculée ; c'est pendant cette fièvre que se fera le travail anatomique qui lutte contre les colonies microbiennes, et lorsque la veine est obstruée, la température baisse, et revient à la normale. Le moment dangereux est donc la période de la fièvre ; nous avons vu sa durée. Soyons généreux ; laissons notre phlébitique au repos dans le décubitus dorsal, pendant la première huitaine, et alors mobilisons-le, c'est-à-dire, aidons sa circulation veineuse à réparer le mal que le caillot a fait en obturant un tronc veineux important : ne permettons pas à cette circulation collatérale insuffisante de préparer des sinus sanguins sans courant, où le moindre microbe trouvera un excellent milieu.

Et quand on a commencé la mobilisation, est-ce qu'il ne faut plus surveiller la température ? Il faut la prendre plus que jamais, afin de cesser toute mobilisation, si celle-ci, insuffisante, n'a pas empêché l'évolution d'une nouvelle phlébite par inoculation d'un territoire collatéral ou d'un territoire en aval. Continuer la mobilisation en pareil cas, serait se trouver dans les mêmes conditions que ces médecins qui ont fait lever des phébitiques au sixième mois sans s'assurer de l'état local, pensant que le malade était assez éloigné de sa première crise, et qui ont vu le malade mourir d'embolie en s'asseyant dans son lit. Une phlébite, peut-être la dixième depuis celle du début, était alors en pleine évolution ; les symptômes généraux peu marqués ne parlèrent pas en faveur de la prudence, et le caillot se détachant allait apoplectiser un territoire important du poumon.

Il faudra donc suivre cette température jusqu'au jour où la malade, debout depuis quelque temps, a repris son existence habituelle. Si on veut même s'entourer de toutes précautions, on peut ne pas se contenter de l'étude de la température, mais étudier le pouls, les divers autres symptômes généraux, qui nous indiqueront par leur présence qu'il existe quelque inoculation ou quelqu'évolution microbienne, et que nous devons modérer notre mobilisation. Nous conseillons un traitement radical et prompt, mais nous ne conseillons pas la témérité : au contraire, nous préférons, pour l'existence de la méthode, qu'elle soit appliquée avec rigueur pour qu'elle n'accuse aucun insuccès.

On va tout naturellement me citer en objection des cas très nombreux, beaucoup trop nombreux, de femmes mortes d'embolie pulmonaire, au dixième, au douzième, au quinzième jour de l'accouchement. et on va m'opposer cette mobilisation précoce, très précoce, trop précoce à celle que je conseille, je le répète : je dois exclure toute témérité, et si telle femme est morte d'embolie au dixième jour, je répondrai : on n'avait pas encore fait le diagnostic de la phlébite, parce que les symptômes généraux n'avaient pas attiré l'attention, parce qu'on n'avait pas pris la température. Or, je le dis bien haut, il faut ne cesser de prendre la température d'une accouchée que si elle vaque à ses occupations : tant qu'elle est alitée et même convalescente, on doit être certain qu'il n'existe aucun foyer microbien, aucune réaction inflammatoire.

Si on avait pris sa température avant son départ de l'hôpital, au onzième jour, la femme dont nous parle M. Legry dans les *Bulletins de la Société anatomique*, 1898, ne serait pas morte d'embolie pulmonaire à la suite d'une veine thrombosée au voisinage du psoas.

M. Durante, à la même séance, montrait les pièces anatomiques d'une femme accouchée normalement à la Maternité. Il nous y est dit qu'un jour la température est montée à 38° ; cette femme quitte le service de M. Porak au douzième jour. Contrairement au présentateur, je ne suis pas étonné qu'elle soit morte d'embolie pulmonaire, surtout quand l'autopsie nous montre que l'hypogastrique était thrombosée au niveau du confluent de son bouquet pelvien. Il n'est pas dit dans l'observation qu'on a pris la température la veille du départ : on ne l'a pas prise sans doute, elle aurait accusé de l'augmentation certainement, puisque nous étions en pleine évolution du caillot. Dans ces cas, je n'aurais donc pas fait lever ma malade, je l'aurais laissée immobile dans son lit.

Je récuse donc comme application de la mobilisation précoce toutes ces observations d'embolies survenant de bonne heure après l'accouchement : je les relie à l'imprudence, à la négligence de l'étude des symptômes généraux. Je reste entier et franchement réactionnaire pour cette première période fébrile : tant qu'il existe quelques symptômes généraux, la malade doit être immobilisée.

V

Pendant la première période de la phlébite, période des symptômes généraux, période de la température, nous demandons l'abstention de toute manœuvre ; nous défendons à la malade de se mobiliser dans son lit. Nous lui recommandons de rester allongée, dans le décubitus dorsal pendant une huitaine de jours environ. Certes, nous n'obtenons pas toujours cette immobilité, il faudrait employer la gouttière de Bonnet pour en être assuré ; mais si la malade est bien surveillée par suite de son abattement et de la raison qu'elle accepte au début, cette première semaine se passe à peu près dans l'immobilité. Si la malade est jeune, qu'elle respire facilement, on peut essayer de lui mettre la tête basse et les pieds un peu élevés, pour faciliter la circulation veineuse du membre inférieur. On peut appliquer un liniment calmant, sans friction avec de l'ouate, ce pansement aura comme principal but d'aider à l'immobilisation, en gênant les mouvements.

Pendant cette période les symptômes généraux dominent la scène, mais il existe en plus de la douleur dans les mouvements du membre inférieur, surtout à la pression, au niveau du triangle de Scarpa, puis en suivant le trajet des veines superficielles ou profondes.

Ces veines sont dures, grosses et même atteignent le volume du petit doigt. Ces cordons durs sont peu sensibles au début de la première période, étant cachés par un œdème blanc, qu'on appelle longtemps douloureux, alors que la douleur siège surtout au niveau des veines.

Tant que la malade reste immobilisée, cet œdème persiste avec le même caractère. Il ne faut pas y toucher, la mobilisation de la jambe serait téméraire, à fortiori le massage même très léger serait dangereux, nous le condamnons complètement dans cette première période ; il pourrait agir sur la fragilité du caillot cruorique et le rompre. Il n'est même pas bon de réveiller par moments, par à coups cette circulation veineuse singulièrement ralentie par l'annihilation des principaux troncs du membre inférieur. Il paraît plus rationnel de laisser au sang veineux son cours lent et régulier.

Je conseille cette immobilité des deux côtés, même s'il n'y a qu'un membre inférieur de malade ; les anastomoses intra-pelviennes, péri-utérines sont trop nombreuses pour que la circulation activée d'un côté n'ait pas de retentissement du côté opposé.

Nous disons une semaine pour cette première période ; elle peut être plus longue, jamais plus courte : elle sera plus longue si la température est restée 4 ou 5 jours vers 39° ou 39°5 et si la défervescence n'est pas franche, on peut penser à une inoculation à une veine voisine, c'est-à-dire à une seconde crise phlébitique moins aiguë, mais se traduisant anatomiquement par les mêmes phénomènes et cliniquement par les mêmes complications.

Mais un matin les symptômes généraux ont à peu près disparu ; la seconde période va s'annoncer par de l'absence de la température. Dans la seconde huitaine les œdèmes diminuent, les cordons durs persistent et sont encore sensibles au toucher dont il ne faut pas abuser, quoique le danger soit beaucoup moins grand. Ces cordons indurés seront la saphène interne, les honteuses externes, la fémorale, la poplitée et même la saphène externe, celle-ci plus rarement. C'est la période où il faut activer la circulation collatérale : le meilleur moyen est de faire contracter les muscles du mollet et les muscles de la cuisse. Le triceps de la jambe est un véritable cœur ; il fait passer le sang veineux de la profondeur dans les veines superficielles, et oblige ainsi les accessoires des saphènes interne et externe à se distendre, puisqu'elles doivent suffire à remplacer les deux saphènes obturées : grâce à ces contractions musculaires répétées, la circulation collatérale des saphènes augmente d'importance et laisse circuler librement, non seulement le sang veineux, mais les divers exsudats qui avaient envahi les tissus du membre inférieur quand il était œdématié.

Il est bon de régulariser cette première mobilisation du membre inférieur. On pourra même la pratiquer soi-même la première fois pour indiquer à la malade ce qu'on désire d'elle. On fera alors mouvoir chaque articulation suivant ses mouvements normaux. On fera fléchir et étendre les articulations (flexion et extension) des phalanges des orteils entre elles, on fera de l'adduction, de l'abduction et des mouvements de circumduction à chaque orteil sur son métatarsien : on fera exécuter tous mouvements du tarse, puis de l'articulation tibiotarsienne (flexion et extension du pied, latéralité par adduction et abduction), puis de l'articulation du genou en évitant de fléchir la cuisse sur le bassin. Comme il existe un peu de raideur consécutive à l'immobilité de la semaine précédente, il est préférable de ne pas dépasser la limite indiquée par la douleur qu'un mouvement cause à notre malade.

Dans les jours suivants, c'est la malade elle-même qui exécutera ses mouvements à plusieurs reprises régulièrement, c'est-à-dire avec ordre, puis remuera dans son lit sans ordonner les mouvements qu'elle exécute.

Vers la fin de la 2e semaine, elle pourra faire des mouvements de rotation et même de latéralité (abduction et adduction) de la hanche. Les mouvements de flexion sont à redouter parce qu'ils supposent du tiraillement des vaisseaux iliaques et fémoraux : il est plus prudent de les remettre à la semaine suivante, et de ne pas encore faire asseoir la malade dans son lit pour manger.

Déjà un anatomiste habile eût pu faire un peu de massage du membre inférieur : il eût évité avec soin la région de la saphène externe, le trajet de la saphène interne, le creux poplité, le canal de Hunter, la gouttière fémorale, ainsi que le triangle de Scarpa. Il eût massé les zones musculaires exclusivement, donnant de la tonicité à la fibre charnue ; la vidant de ses exsudats et l'aidant à se contracter. Mais il est plus prudent, dans le doute de trouver des masseurs assez expérimentés, de ne faire aucun massage pendant la seconde semaine, de se contenter de la mobilisation du malade dans son lit : elle est déjà bien suffisante à la fin de ce deuxième septénaire.

Dans la troisième période qui, correspond à la régression

de tout symptôme physique, l'œdème a disparu, les cordons indurés ont retrouvé à peu près le volume des anciens vaisseaux : c'est le commencement de la convalescence. Nous allons continuer la mobilisation, que nous aiderons au besoin par le massage, puis nous commencerons à redresser notre malade, à la mettre d'abord debout, et à l'asseoir ensuite.

Pendant la troisième semaine, tout en évitant de faire asseoir la malade, nous conseillons de commencer l'éducation des veines nouvelles ; nous faisons pendre en dehors du lit les deux jambes ; nous les voyons se congestionner, bleuir, puis se tuméfier et s'œdématier : on laisse le malade ainsi d'abord un quart d'heure, puis une demi-heure, puis une heure. Plus tard, on la met sur ses jambes, après l'avoir allongée sur une planche suivant un plan incliné : de la sorte le bassin ne fléchit pas encore et la malade se trouve d'abord à 45°, puis verticale. La circulation est encore plus gênée, les phénomènes de congestion, d'asphyxie, d'œdème se reproduisent comme au moment où les jambes pendaient. Puis on recouche la malade et ces divers symptômes de circulation défectueuse, cessent surtout si on fait un peu de massage bien localisé aux muscles et de la mobilisation des deux membres inférieurs.

C'est à la fin de cette troisième semaine qu'on commence à exécuter des mouvements de flexion et d'extension de la cuisse sur le bassin ; jusqu'au jour où on fléchit assez fortement la cuisse pour que l'on n'ait plus à craindre de faire asseoir sa malade. La station assise sera acquise aussi avec progression en se servant d'un siège élevé qu'on diminuera de plus en plus de hauteur.

Les petits accidents de ces débuts de la marche et de la mobilisation sont de l'œdème avec un peu d'hydarthrose, de la douleur calcanéenne, de la sensibilité aux points d'insertion des tendons sur les os et des corps charnus sur les tendons. Au fur et à mesure que la mobilisation progresse, ces symptômes disparaissent ; l'œdème, qui était parfois volumineux, diminue chaque soir : ils ne sont d'ailleurs pas la conséquence de la mobilisation précoce. On les observe encore davantage lorsque les phlébitiques ont été immobilisés longtemps.

Je conseille aux malades de ne pas employer de cannes et à fortiori de béquilles : je leur apprends à marcher, c'est-à-dire à marcher régulièrement, en cadence, par petits pas bien égaux, avec flexion du genou et du cou-de-pied, comme si la convalescente faisait aller les pédales d'une bicyclette. Au bout de huit jours, c'est-à-dire en tout quatre semaines, ma malade est debout et marche comme tout le monde : la circulation du membre inférieur est très suffisante.

Comme je l'ai dit, je n'ai malheureusement pas toujours à soigner des malades atteints de phlébite dans les premiers jours : j'ai plutôt à soigner des raideurs articulaires, des impotences, des infirmités consécutives à l'immobilisation.

J'ai cité ce vieillard qui, après une phlébite de chaque membre inférieur pour laquelle on l'immobilisa plusieurs mois, retrouva en partie ses mouvements, mais à une démarche toute vicieuse, et qui, atteint d'une phlébite du creux axillaire droit, fut immobilisé six longs mois. Une ankylose absolue, de l'épaule et du coude s'ensuivit, et une sorte de raquette lui servait de main et de poignet. Il me fallut six mois pour obtenir dans cette main assez de mobilité pour tenir un porte-plume, et je n'insiste pas sur le courage que déploya notre infirme pour obtenir ce soupçon de fonction. J'en aurais ainsi beaucoup à signaler, victimes de l'immobilisation trop longue, de celle qui s'excuse de la crainte de l'embolie.

Le traitement est alors tout différent : les veines malades n'existent plus, on peut agir comme s'il s'agissait de simples raideurs articulaires. Et encore il arrive que ces phlébites se compliquent d'une nouvelle poussée à six mois ou un an de distance. Rien n'est donc absolu et même si nous sommes très éloignés de la crise de début, nous devons toujours nous méfier d'une récidive, et je conseillerai toujours de bien surveiller l'état général du malade qu'on entreprendra même longtemps après cette période inflammatoire. Je me méfie plus d'une malade qui est restée dans son lit deux mois après sa période aiguë et qui serait bien indemne et propre au massage et à la mobilisation que de celle qui me fit assister à sa période inflammatoire : dans ce dernier cas je sais où est l'ennemi, je peux le combattre ; dans le premier cas, je dois redouter de me reposer sur une pseudo-convalescence, je dois supposer qu'une nouvelle crise va éclater et je dois agir comme si je l'avais observée.

Je suis donc le témoin forcé de tous les dégâts causés par l'immobilisation. Ne soignant pas des parturientes, il m'arrivera rarement d'appliquer ma méthode moi-même au premier jour de l'infection de la veine envahie ; les recherchant pour cette étude, j'en ai soigné plus que je n'en soignerai, mais j'ai pensé qu'il était bon de faire œuvre utile en conseillant, après expérience, de mobiliser plus vite et plus méthodiquement les phlegmasia.

Ainsi présenté, je considère le traitement de la phlébite par la mobilisation précoce comme facile à appliquer, agréable à observer pour les malades, et comme devant obvier à ces infirmités nombreuses qui succèdent à la méthode d'immobilisation.

Clermont (Oise). — Imp. Daix Frères, 3, place Saint-André.

www.ingramcontent.com/pod-product-compliance
Ingram Content Group UK Ltd.
Pitfield, Milton Keynes, MK11 3LW, UK
UKHW021035220726
13924UKWH00001B/338

9 782019 943585